Libro di Cucina della Macchina Del Pane Cheto

Gustose Ricette Chetogeniche Per Aumentare La Tua Energia e Perdere Peso

Sandra Brown
Francesca Sala

INDICE DEL CONTENUTO

Capitolo 1: Ricette per la colazione
Sangak (Focaccia iraniana)

Tempo di preparazione: 3 ore e 15 minuti

- Tempo di cottura: 6 minuti
- Porzioni: 6

Valori nutrizionali:

- Calorie 26
- Totale carboidrati 3,5 g
- Proteine 0,7 g
- Grasso totale 1 g

ingredienti:

- 4 tazze farina di mandorle
- 2 1/2 tazze acqua calda
- 1 cucchiaio di lievito istantaneo
- 12 cucchiaino semi di sesamo
- Sale a piacere

Indicazioni:

1. Aggiungere 1 cucchiaio di lievito a 1/2 tazza di acqua tiepida in una grande ciotola e lasciare riposare per 5 minuti per attivarsi.

2. Aggiungere sale e 1 tazza d'acqua. Lascia riposare per 10 minuti in più.

3. Aggiungere la farina 1 tazza alla volta, quindi aggiungere l'acqua rimanente.

4. Impastare l'impasto e poi modellare in una palla e lasciare riposare per 3 ore coperte.

5. Preriscaldare il forno a 482 °F.

6. Con un mattarello stendere l'impasto e dividere in 6 palline. Rotolare ogni palla in proiettili spessi 1/2 pollice.

7. Allineare una teglia con carta pergamena e posizionarla su di essa. Con un dito fare un piccolo buco nel mezzo e aggiungere 2 cucchiaino semi di sesamo in ogni buco.

8. Cuocere per 3-4 minuti e poi capovolgere e cuocere per altri 2 minuti.

Pane stagionato italiano

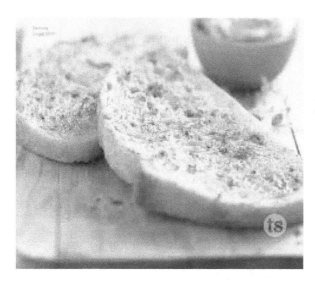

Tempo di preparazione: 15 minuti

- Tempo di cottura: 40 minuti
- Porzioni: 8

Valori nutrizionali:

- Calorie 26
- Carboidrati totali 2 g
- Proteine 7 g
- Grasso totale 20 g

ingredienti:

- 6 uova
- 1/2 tazza farina di cocco
- 1/2 tazza di olio di cocco, fuso
- 1/4 cucchiaino bicarbonato di sodio
- 1 cucchiaio di semi di lino
- 1/2-1 cucchiaino condimento italiano
- Sale a piacere

Indicazioni:

1. Unire le uova con l'olio di cocco.
2. Aggiungere farina, condimento italiano, soda e sale. Mescolare bene fino a quando liscio.
3. Lasciare riposare l'impasto per 5-10 minuti, quindi modellare il pane o i panini.
4. Allineare la teglia con carta pergamena e posizionare il pane su di essa. Cospargere con semi di lino.
5. Cuocere a 356 °F per 30-40 minuti.

Pane di semi

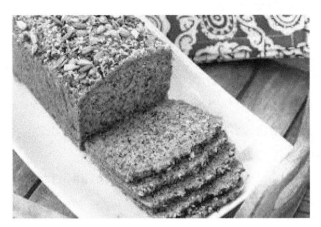

Tempo di preparazione: 2 ore

- Tempo di cottura: 1 ora
- Porzioni: 8

Valori nutrizionali:

- Calorie 196
- Carboidrati totali 19 g
- Proteine 8,2 g
- Grasso totale 10 g

ingredienti:

- 1 1/2 tazze fiocchi d'avena
- 2/3 tazza semi di zucca
- 1/2 tazza semi di lino
- 1/2 tazza noci pecan, tritate
- 3 cucchiai di semi di papavero
- 2 cucchiai di miele
- 11/2-2 oz olio di cocco
- 1 1/2 tazze di acqua
- Sale a piacere

Indicazioni:

1. Unire tutti gli ingredienti secchi e mescolare bene.

2. Aggiungere acqua e miele all'olio di cocco e mescolare fino a quando combinato e il miele viene sciolto.

3. Unire la miscela secca e umida e lasciare riposare l'impasto per 2 ore.

4. L'impasto deve essere morbido e facile da impastare. Aggiungere più acqua, se necessario.

5. Formare l'impasto in una pagnotta e posizionare in una padella unta a prova di forno e cuocere a 356 ° F per 20 minuti.

6. Allineare una teglia con carta pergamena. Togliere la pagnotta dal forno e trasferirla alla teglia e cuocere per altri 30 minuti.

Cracker di pesto

Porzioni: 6 Valori

Nutrizionali:

2,96 g carboidrati netti ;

5,34 g Proteine;

19,3 g di grasso;

204.5 Calorie

ingredienti:

Farina di mandorle - 1,25 tazze

- Pepe nero macinato - .25 cucchiaino.
- Sale - .5 cucchiaino.
- Lievito in polvere - .5 cucchiaino.
- Basilico essiccato - .25 cucchiaino.
- Pepe di Cayenna - 1 pizzico
- Spicchio d'aglio pressato - 1
- Pesto di basilico - 2 cucchiai.
- Burro - 3 cucchiai.

Indicazioni:

1. Riscaldare il forno per raggiungere 325°F. Allineare un foglio di biscotti con un foglio di carta pergamena.

2. Sbattere il lievito, il sale, la farina e il pepe. Sss nella caienna, aglio e basilico. Mescolare il pesto e formare una miscela di pasta.

3. Piegare il burro con le dita o una forchetta fino a formare una palla di pasta.

4. Disporre sulla teglia e stenderla fino a quando non è sottile. Cuocere in forno per 14-17 minuti. Togliere dal forno e tagliare a cracker.

Cracker di sesamo tostato

Porzioni: 6 Valori

Nutrizionali:

3 g carboidrati

netti ; 11 g

proteine;

17 g di grasso;

213 calorie

ingredienti:

- Semi di sesamo tostati - .25 tazza
- Farina di mandorle - 1 tazza
- Formaggio asiago grattugiato - .5 tazza
- Albume d'uovo - 1
- Senape di Digione - 1 cucchiaio.
- Sale - .5 cucchiaino.
- Paprika - 1 cucchiaino

Indicazioni:

1. Riscaldare il forno fino a raggiungere i 325°F. Ungere leggermente un foglio di lamina in una teglia.

2. Combinare tutti i fissaggi ad eccezione del sale in un frullatore o processore. Pulsare fino a quando non si trasforma in pasta.

3. Prendilo dal processore e stendere l'impasto per formare un tronco (1,5 in. rotondo). Tagliarli a fette da 1/4 di pollice.

   4. Disporre sulla teglia e cospargere con il sale.
   5. Cuocere in forno per 17-20 minuti.

Cracker del cuore di canapa

ingredienti:

- Farina di mandorle - 1 tazza
- Farina di cocco - .5 tazza (+) di più per la preparazione dell'impasto
- Cuori di canapa - .5 tazza
- Lievito in polvere - 3 cucchiaino.
- Facoltativo: gomma di xantano - 1 cucchiaino.
- Sale per il condimento - .5 cucchiaino.
- Bicarbonato di sodio - .25 cucchiaino.
- Burro salato - molto freddo - 6 cucchiai.
- Burro fuso con sale - 4 cucchiai.
- Olio d'oliva - 2 cucchiai.
- Acqua ghiacciata - .66 tazza

Indicazioni:

1. Riscaldare il forno a 400°F
2. Metti i cuori di canapa, la farina di mandorle, il bicarbonato di sodio, la farina di cocco, il lievito e il sale in un contenitore di miscelazione, mescolando bene.
3. Grattugiare il burro refrigerato, mescolandolo nella miscela di farina.
4. Versare l'olio d'oliva. Mescolare fino a quando tutto l'olio d'oliva viene miscelato nella miscela di farina e aggiungere l'acqua. Mettere l'impasto in frigo per almeno 30 minuti.
5. A quel tempo, spolverare un silpat o un foglio di pergamena con farina di cocco.
6. Preparare l'impasto (spessore 1/4 di pollice) e spolverare con la farina. Tagliare nelle forme desiderate.
7. È possibile utilizzare uno stuzzicadenti per colpire i buchi nei cracker. Cuocere in forno per 15-20 minuti.
8. Preparare il burro con .5 cucchiaino di sale per spazzolare i cracker mentre sono caldi. Spegnere il forno e rimettere il vassoio in forno per cinque minuti. Rimuovere e raffreddare completamente il lotto prima della conservazione.

Muffin di farina di cocco non cotti

Porzioni: 1 valori

nutrizionali: 5 g

carboidrati netti;

7 g Proteine;

6 g di grasso;

113 calorie

ingredienti:

- Uova - 1
- Lievito in polvere - .25 cucchiaino.
- Farina di cocco - 2 cucchiaino.
- Sale - pizzicare

Indicazioni:

1. Setacciare la farina e unire tutti i fissaggi.
2. Riscaldare il forno a 400ºF.
3. Ungere le tazze di muffin e aggiungere la miscela.
4. Cuocere in forno per 12 minuti e servire o raffreddare da conservare.

19

Pane a microonde

Porzioni: 4 piccoli tondi Valori

nutrizionali:

2 g carboidrati netti;

3,25 g proteine;

13 g di grasso;

132 calorie

ingredienti:

- Farina di mandorle - .33 tazza
- Sale - .125 cucchiaino
- Lievito in polvere - .5 cucchiaino
- Ghee fuso - 2,5 cucchiai.
- Uovo sbattuto - 1
- Olio - spritz per la tazza

<u>Indicazioni:</u>

1. Ungere una tazza con l'olio. Unire tutti i fissaggi in un piatto di miscelazione e versare nella tazza. Metti la tazza nel microonde. Impostare il timer utilizzando l'impostazione alta per 90 secondi.

2. Trasferire la tazza in uno spazio di raffreddamento per 2-3 minuti. Togliere delicatamente dal pane e affettare in 4 porzioni.

Capitolo 2: Ricette per il pranzo

Mini-pan di mais Jalapeno

Porzioni: 8 valori nutrizionali:

2,96 g carboidrati netti;

11,2 g proteine;

26,8 g di grasso; 302 calorie

Ingredienti per gli ingredienti secchi:

- Farina di mandorle - 1,5 tazze
- Farina di semi di lino dorati - .5 tazza
- Sale - 1 cucchiaino.
- Lievito in polvere - 2 cucchiaino.

Ingredienti per gli ingredienti umidi:

- Crema acida grassa completa - .5 tazza
- Burro fuso - 4 cucchiai.
- Uova grandi - 4
- Stevia liquida - 10 gocce
- Estratto di mais dolce Amoretti - 1 cucchiaino.

Ingredienti per i componenti aggiuntivi:

- Formaggio cheddar affilato grattugiato - .5 tazza
- Jalapenos freschi, seminati
- e membrane rimosse - 2

Indicazioni:

1. Riscaldare il forno per raggiungere i 375°F.

2. Spritz ciascuna delle padelle con spray da cucina ad olio o burro.

3. Sbattere o setacciare i fissaggi secchi (sale, lievito, farina di mandorle e farina di semi di lino).

4. In un altro contenitore, sbattere i fissaggi bagnati e combinare. Piegare il formaggio grattugiato e i peperoni. Versare nelle padelle e completarlo con un anello di pepe.

5. Cuocere fino a doratura o circa 20-22 minuti. Lasciare in padella per circa cinque minuti per raffreddare. Quindi, basta posizionare su una griglia prima di riporre o servire.

Pane Paleo - Stile Cheto

Porzioni: 1 pagnotta - 10

fette Valori nutrizionali:

9,1 g carboidrati netti ;

10,4 g proteine;

58,7 g di grasso;

579,6 calorie

ingredienti:

- Olio d'oliva - .5 tazza (+) 2 cucchiai.
- Uova - 3
- Latte di mandorla/acqua - .25 tazza
- Farina di cocco - .5 tazza
- Bicarbonato di sodio - 1 cucchiaino.
- Farina di mandorle - 3 tazze
- Lievito in polvere - 2 cucchiaino.
- Sale - .25 cucchiaino.
- Necessario anche: padella pan - 9 x 5 pollici

Indicazioni:

1. Riscaldare il forno a 300ºF. Spritz leggermente la padella con olio d'oliva.
2. Unire tutti i fissaggi   asciutti e mescolare con il bagnato per preparare l'impasto.
3. Versare nella padella unta e cuocere per 1 ora.
4. Raffreddare e affettare.

Pane di semi di sesamo

Porzioni: 6 Valori

Nutrizionali:

1 g carboidrati

netti ; 7 g

Proteine;

13 g di grasso;

100 calorie

ingredienti:

Semi di sesamo - 2 cucchiai.

- Polvere di buccia di psillio - 5 cucchiai.
- Sale marino - .25 cucchiaino.
- Aceto di sidro di mele - 2 cucchiaino.
- Lievito in polvere - 2 cucchiaino.
- Farina di mandorle - 1,25 tazze
- Acqua bollente - 1 tazza
- Albumi d'uovo – 3

1. .

<u>Indicazioni:</u>

1. Riscaldare il forno per raggiungere 350°F. Spritz una teglia con uno spray all'olio da cucina.

2. Mettere a bollire l'acqua in una casseruola

3. Unire il polvere di psillio, i semi di sesamo, il sale marino, il lievito e la farina di mandorle.

4. Mescolare l'acqua bollita, l'aceto e gli albumi. Utilizzare un miscelatore a mano (meno di 1 min.) per combinare. Mettere il pane sulla padella preparata.

5. Cuocere per 1 ora sul rack più basso. Servire e godere in qualsiasi momento.

Pane salato ripieno

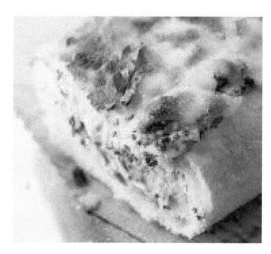

Porzioni:

Valori nutrizionali:

2 g carboidrati

netti ; 6 g

Proteine;

20 g di grasso;

202 Calorie

ingredienti:

- Lievito in polvere - 1,5 cucchiaino.
- Condimento prezzemolo - 2 cucchiai.
- Salvia - 1 cucchiaino
- Rosmarino - 1 cucchiaino
- Uova medie – 8
- Crema di formaggio - 1 tazza
- Burro - .5 tazza
- Farina di mandorle - 2,5 tazze
- Farina di cocco - .25 tazza

Indicazioni:

1. Riscaldare il forno a 350F. Ungere una pagnotta.

2. Crema/smash il burro e crema di formaggio. Piegare nei condimenti (prezzemolo, salvia e rosmarino).

3. Sbattere e rompere l'uovo per formare la pastella fino a quando non è liscia.

4. Unire la farina di mandorle e noci di cocco con il lievito in polvere e aggiungere al composto fino a quando non è denso.

5. Raccogliere nella padella e cuocere per 50 minuti. Servire e divertirsi.

Grissini all'aglio

Zuccheri: 1,1 g,

Proteine: 7 g

Porzioni:8 grissini **Valori**

nutrizionali: Calorie:

259,2,

Grassi totali: 24,7 g,

Grassi saturi: 7,5 g,

Carboidrati: 6,3 g,

Ingredienti per il burro all'aglio:

- 1/4 tazza Burro, ammorbidito
- 1 cucchiaino aglio in polvere
- ingredienti:
- 2 tazza Farina di mandorle
- 1/2 Cucchiaio da tavola lievito in polvere
- 1 Cucchiaio da tavola Polvere di buccia di psillio
- 1/4 cucchiaino sale
- 3 Cucchiaio da tavola Burro, fuso
- 1 Uovo
- 1/4 tazza Acqua bollente

Indicazioni:

1. Preriscaldare il forno a 400F / 200C. Allineare la teglia con carta pergamena e mettere da parte.

2. Sbattere il burro con l'aglio in polvere e mettere da parte per usarlo per spazzolare.

3. Unire la buccia di psillio in polvere, il lievito, la farina di mandorle e il sale. Aggiungere il burro insieme all'uovo e mescolare fino a quando ben combinato.

4. Mescolare fino a 100 000 forma con acqua bollente.

5. Dividere l'impasto in 8 pezzi uguali e arrotolarli in grissini.

6. Mettere sulla teglia e cuocere per 15 minuti. Spennellare i grissini con il burro all'aglio e cuocere per altri 5 minuti.

7. Servire caldo o lasciare raffreddare.

Cracker italiani salati

Proteine: 2,1 g

Porzioni:20-30 cracker

ingredienti:

1 1/2 tazza Farina di mandorle

- 1/4 cucchiaino aglio in polvere
- 1/2 cucchiaino polvere di cipolla
- 1/2 cucchiaino timo
- 1/4 cucchiaino Basilico
- 1/4 cucchiaino origano
- 3/4 cucchiaino sale
- 1 Uovo
- 2 Cucchiaio da tavola olio d'oliva

Valori nutrizionali:

Calorie: 63.5,

Grassi totali: 5,8 g,

Grassi saturi: 0,6 g,

Carboidrati: 1,8 g,

UgarS: 0,3 g,

<u>Indicazioni:</u>

1. Preriscaldare il forno a 350F / 175C. Lineare una teglia con carta pergamena e mettere da parte.

2. Unire tutti gli ingredienti in un robot da cucina fino a 3000 vengono formulati.

3. Formare l'impasto in un tronco e affettare in cracker sottili. Disporre i cracker sulla teglia preparata e cuocere per circa 10-15 minuti.

4. Al termine, lasciare raffreddare e servire.

Capitolo 3 : Ricette per la cena
Frittelle di agrumi e ricotta

- Grasso: 20 g.
- Proteine: 15 g.
- Carboidrati: 5 g.
- ingredienti:
- 1/2 tazza Ricotta
- 4 Uova
- 1/2 tazza Farina di mandorle
- 1 cucchiaino scorza d'arancia
- 1 cucchiaino estratto di vaniglia

Indicazioni:

1. Mescolare tutti gli ingredienti in un frullatore.
2. Preriscaldare una padella e rivestire con spray antiaderente.
3. Siviere nella pastella e cuocere per 1-2 minuti per lato.

Pancake al bacon e formaggio cheto

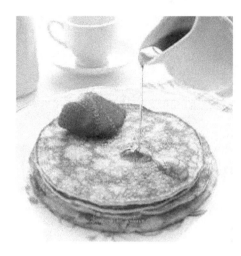

<u>Tempo di preparazione: 10</u>

<u>minuti Tempo di cottura: 10</u>

<u>minuti Porzioni:4</u>

<u>Valori nutrizionali:</u>

- Grasso: 22 g.
- Proteine: 17 g.
- Carboidrati: 6 g.

<u>ingredienti:</u>

- 1/2 tazza Cheddar triturato
- 4 Uova, separate
- 1/2 tazza Farina di mandorle
- 1/2 cucchiaino crema di tartaro
- 1/4 cucchiaino sale
- 1/4 tazza Pancetta Bit
- 1 cucchiaio di erba cipollina tritata

<u>Indicazioni:</u>

1. Sbattere gli albumi e la crema di tartaro fino a quando non si escolano picchi morbidi.
2. Setacciare la farina di mandorle e il sale.
3. Piegare il cheddar, la pancetta e l'erba cipollina.
4. Rivestire leggermente una padella antiaderente con spray da cucina.
5. Allaviare la pastella e cuocere per 1-2 minuti per lato.

Frittelle di patate viola

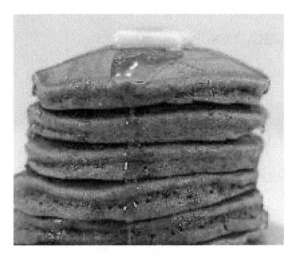

Tempo di preparazione: 5

minuti Tempo di cottura: 10

minuti Porzioni:4

Valori nutrizionali:

- Grasso: 31 g.
- Proteine: 11 g.
- Carboidrati: 9 g.

ingredienti:

- 1/2 tazza Farina di cocco
- 4 Uova
- 1 tazza latte di cocco
- 1 cucchiaino gomma guar
- 1/2 cucchiaino lievito in polvere
- 1 cucchiaio di olio di cocco
- 1/4 tazza Purea di patate viola

Indicazioni:

1. Mescolare tutti gli ingredienti in un frullatore.
2. Preriscaldare una padella e rivestire con spray antiaderente.
3. Siviere nella pastella e cuocere per 1-2 minuti per lato.

Biscotti di noce di banana

ingredienti:

- 1,5 tazze Farina di mandorle
- 1 tazza Purè banane
- 1/4 tazza Burro di arachidi
- 1/4 tazza Noci, tritate

Tempo di preparazione: 10 minuti Tempo di preparazione: 10 minuti

Tempo di cottura: 12 porzioni min:12

Valori nutrizionali:

- Grasso: 8 g.
- Proteine: 3 g.
- Carboidrati: 8 g.

Indicazioni:

1. Preriscaldare il forno a 350F.
2. In una ciotola, mescolare la farina di mandorle, le purè di banane e il burro di arachidi fino a quando non sono ben combinati.
3. Piegare le noci nell'impasto.
4. Raccogliere l'impasto in una teglia foderata con pergamena. Premere leggermente per appiattire.
5. Cuocere in forno per 12 minuti.

Pancake di avocado cheto

Tempo di preparazione: 5

minuti Tempo di cottura: 10

minuti Porzioni:4

Valori nutrizionali:

- Grasso: 16 g.
- Proteine: 7 g.
- Carboidrati: 7 g.

ingredienti:

- 1 Avocado di grandi dimensioni
- 2 Uova
- 1/2 tazza Latte
- 1/4 tazza Farina di mandorle
- 1/2 cucchiaino lievito in polvere
- 1 cucchiaio di eritolo

Indicazioni:

2. Mescolare tutti gli ingredienti in un frullatore.
3. Preriscaldare una padella e rivestire con spray antiaderente.
4. Siviere nella pastella e cuocere per 1-2 minuti per lato.

Biscotti al burro alla cannella

Tempo di preparazione: 10

minuti Tempo di cottura: 12

porzioni_min:12

Valori nutrizionali:

- Grasso: 16 g.
- Proteine: 4 g.
- Carboidrati: 3 g.

ingredienti:

- 1 cucchiaino estratto di vaniglia
- 1/4 cucchiaino sale
- 2 tazze Farina di mandorle
- 1/2 cucchiaino polvere di cannella
- 1 bastone Burro, ammorbidito
- 1/2 tazza Dolcificante Granulare Swerve
- 1 Uovo intero

Indicazioni:

1. 350F è l'obiettivo quando si preriscalda il forno.
2. Sbattere insieme la farina di mandorle, il sale, la cannella e il dolcificante in una ciotola.
3. Tagliare il burro fino a quando la miscela assomiglia a un pasto grossolano.
4. Mescolare l'uovo e l'estratto di vaniglia.
5. Raccogliere l'impasto in una teglia foderata con pergamena. Premere leggermente per appiattire.
6. Cuocere in forno per 12 minuti.

Biscotti pecan al burro a basso contenuto di carboidrati

Tempo di preparazione: 10

minuti Tempo di cottura: 12

minuti Porzioni:15

Valori nutrizionali:

- Grasso: 15 g.
- Proteine: 3 g.
- Carboidrati: 3 g.

ingredienti:

- 1 cucchiaino estratto di vaniglia
- 1/2 cucchiaino lievito in polvere
- 1/4 cucchiaino sale
- 1/2 tazza Noci pecan, tritate
- 1 bastone Burro, ammorbidito
- 1/2 tazza Dolcificante Granulare Swerve
- 1 Uovo intero
- 2 tazze Farina di mandorle

Indicazioni:

1. 350F dovrebbe essere il bersaglio durante il preriscaldamento del forno.
2. Burro alla crema, dolcificante con mixer.
3. Mescolare l'uovo e l'estratto di vaniglia.
4. Sbattere insieme la farina di mandorle, il lievito e il sale in una ciotola separata.
5. Mescolare gli ingredienti secchi nella miscela umida.
6. Piegare le noci pecan tritate nell'impasto.
7. Raccogliere l'impasto in una teglia foderata con pergamena. Premere leggermente per appiattire.
8. Cuocere in forno per 12 minuti.

Biscotti allo zenzero cheto

ingredienti:

- 1/2 tazza Farina di cocco
- 1/4 cucchiaino sale
- 1/2 cucchiaino polvere di cannella
- 1/2 cucchiaino polvere di zenzero
- 1/4 cucchiaino chiodi di garofano macinati
- 1 bastone Burro, ammorbidito
- 1 cucchiaino estratto di vaniglia
- 1 tazza Farina di mandorle
- 1/2 tazza Dolcificante Granulare Swerve
- 1 Uovo intero

Tempo di preparazione: 10 minuti Tempo di cottura: 12

porzioni min:12

Valori nutrizionali:

- Grasso: 13 g.
- Proteine: 3 g.
- Carboidrati: 2 g.

Indicazioni:

2. 350F dovrebbe essere il bersaglio durante il preriscaldamento del forno.

3. Sbattere insieme la farina di mandorle, la farina di cocco, il sale, la cannella, la polvere di zenzero, i chiodi di garofano e il dolcificante in una ciotola.

4. Tagliare il burro fino a quando la miscela assomiglia a un pasto grossolano.

5. Mescolare l'uovo e l'estratto di vaniglia.

6. Raccogliere l'impasto in una teglia foderata con pergamena. Premere leggermente per appiattire.

7. Cuocere in forno per 12 minuti.

Cupcake al burro al limone

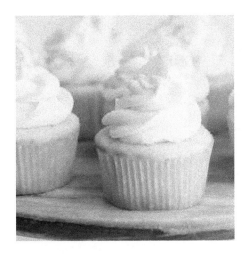

Tempo di preparazione: 10

minuti Tempo di cottura: 25

minuti Porzioni:6

Valori nutrizionali:

- Grasso: 29 g.
- Proteine: 8 g.
- Carboidrati: 7 g.

ingredienti:

- 1,5 cucchiaino lievito in polvere
- 1/4 cucchiaino sale
- 1/2 tazza Erythritol
- 1/3 tazza Latte
- 2 grandi uova intere
- 1,5 tazze Farina di mandorle
- 1 bastone Burro, ammorbidito
- 2 cucchiaino scorza di limone

Indicazioni:

1. 350F dovrebbe essere il bersaglio durante il preriscaldamento del forno.

2. Sbattere insieme farina di mandorle, lievito e sale in una ciotola.

3. Sbattere uova, burro ed eritolo in una ciotola separata. Mescolare gradualmente il latte.

4. Mescolare la miscela umida negli ingredienti secchi.

5. Piegare nella scorza di limone.

6. Rivestire una padella di muffin a 6 fori con spray antiaderente.

7. Dividere la pastella nella padella e cuocere per 25 minuti.

Capitolo 4: Snack
Cracker di mandorle croccanti

ingredienti:

<u>**Serve: 40 cracker Valori**</u>

<u>**nutrizionali:**</u> Calorie: 21.7,

Grassi totali: 2,9 g,

Grassi saturi: 0,2 g,

Carboidrati: 0,8 g,

Zuccheri: 0,1 g,

Proteine: 0,9 g

- 1 tazza Farina di mandorle

- 1/4 cucchiaino bicarbonato di sodio

- 1/4 cucchiaino sale

- 1/8 cucchiaino Pepe Nero

- 3 Cucchiaio da tavola semi di sesamo

- 1 Uovo, sbattuto

- Sale e Pepe Nero, per finire i cracker

Indicazioni:

1. Preriscaldare il forno a 350F / 175C. Linea due teglia con carta pergamena e messa da parte.
2. Mescolare tutti gli ingredienti secchi in una grande ciotola. Aggiungere l'uovo e mescolare bene per incorporare e formare l'impasto. Dividere l'impasto in due palline.

3. Stendere l'impasto tra due pezzi di carta pergamena. Tagliare in cracker e trasferirli alla teglia preparata.
4. Cuocere in forno per circa 15-20 minuti. Nel frattempo, ripetere la stessa procedura con l'impasto rimanente.
5. Una volta fatto, lasciare raffreddare e servire i cracker.

Cracker pretzel-like

Proteine: 1,4 g

ingredienti:

- 1/2 tazza Ghee
- 1/2 tazza Acqua
- 2 Cucchiaio da tavola Aceto di sidro di mele
- 1/2 cucchiaino sale marino
- 1/2 tazza Farina di Tapioca
- 1/2 cucchiaino lievito in polvere
- 1/2 cucchiaino bicarbonato di sodio
- 1 Uovo
- 1 tazza farina di cocco

Serve: 15 cracker **Valori**

nutrizionali: Calorie: 92.2,

Grassi totali: 10,2 g, Grassi saturi: 2,1

g, Carboidrati: 4,5 g,

Zuccheri: 0 g,

Indicazioni:

1. Preriscaldare il forno a 350F / 175C. Lineare una teglia con carta pergamena e mettere da parte.

2. Aggiungere il ghee, l'acqua, l'aceto e il sale in una casseruola e portare a ebollizione a fuoco medio.

3. Una volta che inizia a bollire, togliere dal fuoco e mescolare la farina di tapioca. Aggiungere il lievito e la soda e mescolare per circa 3-5 secondi mentre la miscela schiuma.

4. Aggiungere l'uovo e la farina di cocco e mescolare fino a 300 000 forme di impasto.

5. Impastare l'impasto per un minuto o due e poi dividere in piccole palline. Arrotolare ogni palla in un tronco e ruotarla in una forma pretzel.

6. Disporre sulla teglia preparata e cuocere per circa mezz'ora.

7. Lasciare raffreddare leggermente prima di servire.

Grissini di sesamo fatti in casa

Serve: 5 grissini Valori

ingredienti:

nutrizionali: Calorie: 53.6,

* 1 albume d'uovo

Grassi totali: 5 g, Grassi saturi: 0,6

* 2 Cucchiaio da tavola Farina di mandorle

g, Carboidrati: 1,1 g,

* 1 cucchiaino sale rosa himalayano

Zuccheri: 0,2 g, Proteine: 1,6 g

* 1 Cucchiaio da tavola olio extravergine di oliva

* 1/2 cucchiaino semi di sesamo

Indicazioni:

1. Preriscaldare il forno a 320F / 160C. Lineare una teglia con carta pergamena e mettere da parte.
2. Sbattere l'albume e aggiungere la farina e metà di ciascuno il sale e l'olio d'oliva.
3. Impastare fino ad ottenere pasta liscia, dividere in 5 pezzi e rotolare in grissini.
4. Mettere sul foglio preparato, spennellare con l'olio d'oliva rimanente e cospargere con i semi di sesamo e il sale rimanente.
5. Cuocere in forno per circa 20 minuti. Lasciare raffreddare leggermente prima di servire.

Pane cheto a microonde

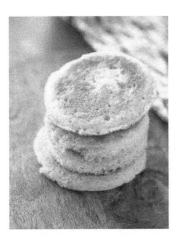

Serve: 4 fette Valori

Nutrizionali:

Calorie: 357,

Grassi totali: 33,8 g, Grassi saturi: 11,6 g,

Carboidrati: 6,4 g,

Zuccheri: 1,2 g,

Proteine: 12,3 g

ingredienti:

- 1/3 tazza Farina di mandorle

- 1/8 cucchiaino sale

- 1/2 cucchiaino lievito in polvere

- 2 1/2 Cucchiaio da tavola Ghee, fuso

- 1 Uovo, sbattuto

Indicazioni:

1. Ungere una tazza e mettere da parte.

2. Unire tutti gli ingredienti per formare una pastella. Trasferire nella tazza unta e nel microonde per 90 secondi.

3. Lasciare raffreddare per diversi minuti.

4. Salta fuori dalla tazza, affetta e mangia.

Pane alle erbe

Serve: 4

ingredienti:

Valori nutrizionali:

- 2 Cucchiaio da tavola farina di cocco

Calorie: 421,

Grassi totali: 37,4 g, Grassi saturi: 14,8 g,

- 1 1/2 tazze Farina di mandorle

Carboidrati: 9,4 g, Zuccheri: 0,9 g, Proteine:

15,1 g

- 2 Cucchiaio da tavola Erbe fresche a scelta, tritate

- 2 Cucchiai di semi di lino macinati

- 1 1/2 cucchiaino bicarbonato di sodio

- 1/4 cucchiaino sale

- 5 Uova

- 1 Cucchiaio da tavola aceto di sidro di mele

- 1/4 tazza Olio di Cocco, fuso

Indicazioni:

1. Preriscaldare il forno a 350F / 175C. Ungere una padella e mettere da parte.

2. Aggiungi la farina di cocco, la farina di mandorle, le erbe, il lino, il bicarbonato di sodio e il sale al tuo robot da cucina. Pulsare per combinare e quindi aggiungere le uova, l'aceto e l'olio.

3. Trasferire la pastella nella padella preparata e cuocere nel forno preriscaldato per circa 30 minuti.

4. Una volta cotto e marrone dorato, togliere dal forno, mettere da parte per raffreddare, affettare e mangiare.

Cupcake a tre formaggi

Tempo di preparazione: 10

minuti Tempo di cottura: 25

minuti_Porzioni:6

Valori nutrizionali:

- Grasso: 18 g.
- Proteine: 10 g.
- Carboidrati: 6 g.

ingredienti:

- 1 cucchiaino lievito in polvere
- 1/4 cucchiaino sale
- 1/2 tazza Erythritol
- 1/3 tazza Latte
- 2 grandi uova intere
- 1/3 tazza Crema di Formaggio, ammorbidito
- 1 tazza Farina di mandorle
- 1/2 tazza Cheddar Grattugiato
- 1/4 tazza Parmigiano Grattugiato

Indicazioni:

1. 350F è il calore bersaglio dopo il preriscaldamento.

2. Sbattere insieme farina di mandorle, lievito e sale in una ciotola.

3. Sbattere l'eritolo, la crema di formaggio e le uova in una ciotola separata. Mescolare gradualmente il latte.

4. Mescolare la miscela umida negli ingredienti secchi.

5. Piegare nel cheddar e nel parmigiano.

6. Rivestire una padella di muffin a 6 fori con spray antiaderente.

7. Dividere la pastella nella padella e cuocere per 25 minuti.

Pane al mandorla keto

Serve: 10 fette Valori

ingredienti:

nutrizionali: Calorie: 302,

- 3 tazze Farina di mandorle

  Grassi totali: 28,6 g, Grassi saturi: 3 g, Carboidrati: 7,3g,

- 1 cucchiaino bicarbonato di sodio

  Zuccheri: 1,2 g,

- 2 cucchiaino lievito in polvere

  Proteine: 8,5 g

- 1/4 cucchiaino sale

- 1/4 tazza Latte di mandorla

- 1/2 tazza + 2 cucchiai di olio d'oliva

- 3 Uova

Indicazioni:

1. Preriscaldare il forno a 300F / 149C. Ungere una padella(ad esempio 9x5) e mettere da parte.
2. Unire tutti gli ingredienti e trasferire la pastella nella padella preparata.
3. Cuocere nel forno preriscaldato per un'ora.
4. Una volta cotto, togliere dal forno, lasciare raffreddare, affettare e mangiare

Pane alle mandorle

Serve: 8

Valori nutrizionali:

Calorie: 277,

Grassi totali: 21,5 g,Grassi saturi: 7,3

g, Carboidrati: 12,7 g,

Zuccheri: 0,3 g,Proteine: 10,7 g

ingredienti:

- 1 1/4 tazze Farina di mandorle

- 1/2 tazza Farina di cocco

- 1/4 tazza Semi di Chia macinati

- 1/2 cucchiaino bicarbonato di sodio

- 1/4 cucchiaino sale

- 4 Cucchiaio da tavola Olio di cocco, fuso

- 5 Uova

- 1 Cucchiaio da tavola aceto di sidro di mele

Indicazioni:

1. Preriscaldare il forno a 350F / 190C. Ungere una padella e mettere da parte.
2. Unire tutti gli ingredienti secchi e mettere da parte.
3. Mescolare gli ingredienti umidi e aggiungerli agli ingredienti secchi. Mescolare bene per combinare.
4. Trasferire la pastella nella padella preparata e cuocere nel forno preriscaldato per circa 40-50 minuti.
5. Quando cotto, lasciare raffreddare,   affettare   e mangiare.

Pane del Ringraziamento

Serve: 4

Proteine: 12,2 g'

Valori nutrizionali:

Calorie: 339,

Grassi Totali:

26,9 g,

Grassi saturi: 5,7 g,

carboidrati: 16,7 g,

Zuccheri: 1,2 g,

ingredienti:

- 1 Cucchiaio da tavola Ghee

- 2 Gambi di sedano, tritati

- 1 Cipolla tritata

- 1/2 tazza Noci

- 1/2 tazza Farina di cocco

- 1 1/2 tazza Farina di mandorle

- 1 Cucchiaio da tavola Rosmarino fresco, tritato

- 10 foglie di salvia, tritate finemente

- 1 cucchiaino bicarbonato di sodio

- 1 pizzico noce moscata appena grattugiata
- 1/4 cucchiaino Sale1/2 tazza Brodo di pollo

- 4 Uova

- 2-3 Strisce di Pancetta, cotte e sbriciolato

-

Indicazioni:

1. Preriscaldare il forno a 350F / 175C.

2. Aggiungere il ghee in una padella e sciogliere su un mezzo. Aggiungere il sedano e la cipolla e soffriggere per circa 5 minuti.

3. Una volta tenero, aggiungere le noci e cuocere per qualche altro minuto. Mettere da parte.

4. In una ciotola mescolare la farina di cocco, la farina di mandorle, il rosmarino, la salvia, il bicarbonato di sodio, la noce moscata e il sale.

5. Mescolare il sedano saltato e la cipolla e aggiungere il brodo di pollo e le uova. Mescolare fino a ben incorporato.

6. Mescolare la pancetta si sbriciola e trasferire la pastella nella padella preparata. Cuocere nel forno preriscaldato per circa 30-35 minuti.

7. Una volta cotto, lasciare raffreddare, affettare e servire.

Rotoli di keto rosmarino

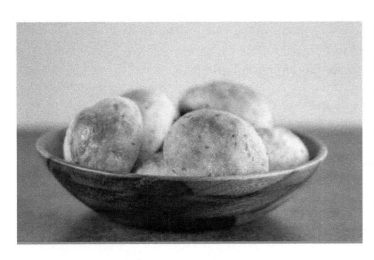

Tempo di cottura: 20

min Serve: 8 rotoli

Valori nutrizionali:

Calorie per rotolo: 89

Carboidrati 2.3g,

Grassi totali:

7,7 g, Proteine:

3,3g

ingredienti:

1 tazza di farina di mandorle

1 cucchiaio di lievito

in polvere 2

cucchiaino rosmarino

fresco 1 cucchiaino

erba cipollina

essiccata

Crema di formaggio da 4 once

3/4 tazza mozzarella, triturato 1 uovo

Indicazioni:

1. Riscaldare il forno a 160°C.

2. Mescolare tutti gli ingredienti secchi: farina di mandorle + lievito in polvere + erba cipollina secca + rosmarino fresco.

3. Mozzarella a microonde + crema di formaggio per un minuto.

4. Aggiungere lì un uovo e mescolare di nuovo.

5. Aggiungere all'uovo con formaggio ingredienti secchi misti e fare l'impasto.

6. Lasciare raffreddare in un congelatore per 15 minuti.

7. Olia le mani e forma 8 palline piccole

8. Mettili su una teglia coperta con la carta da burro.

9. Cuocere per 20 minuti.

Panini hot dog

Tempo di cottura: 3

min Resa: 3 panini

Fatti nutrizionali:

Calorie per panino:

274 carboidrati 2.6g,

Grassi 28.3g,

Proteine: 7.8g

ingredienti:

- 6 oz farina di mandorle

- 1/2 cucchiaio di lievito in polvere

- 3 uova

- 4 cucchiai di olio

- AltS

Passi:

1. Unire tutti gli ingredienti insieme: farina di mandorle + lievito +uova + olio +sale. Mescolarli bene.

2. Microonde questa miscela per 1,5-2 min. Controlla. Se è bagnato da qualche parte, microonde per più di 30 secondi.

3. Taglia dal pane il rotolo per i tuoi hot dog.

4. Crea il ripieno che ti piace e divertiti.

Panini per la cena morbidi

Tempo di cottura: 20 min

Porzioni: 12 (2 rotoli per

porzione) Valori **nutrizionali:**

Calorie per porzione:

157 carboidrati: 4,5 g,

Grasso totale:

13.2g, Proteine:

6.6g.

ingredienti:

- Farina di mandorle da 10 once

- 1/4 tazza lievito in polvere

- 1 tazza di crema di formaggio

- 3 tazze mozzarella, triturata

- 4 uova

- 1 cucchiaio di burro

Passi:

2. Riscaldare il forno a 190°C

3. Mozzarella a microonde + crema di formaggio per un minuto.

4. Mescolare tutti gli ingredienti secchi: farina di mandorle + lievito in polvere +uova

5. Aggiungere i formaggi agli ingredienti secchi, mescolare bene e mettere da parte per 15 minuti.

6. Formare 12 rotoli e lasciarli raffreddare nel congelatore per 7-10 minuti.

7. Sciogliere il burro nella padella di ferro.

8. Metti i rotoli uno accanto all'altro e cuoce per 20 minuti nella padella.

9. godere

Note:

☐ Tanta quantità di lievito in polvere aiuterà l'impasto a salire bene e non essere piatto.

Panini keto hot dog

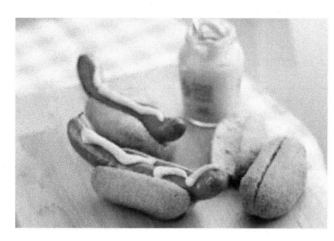

Tempo di cottura: 45

min Resa: 10 rotoli .

Fatti nutrizionali:

Calorie per panino: 29

carboidrati 1,5 g,

Grassi 2.1g,

Proteine: 1.3g.

ingredienti:

- Farina di mandorle da 10 once

- 1/3 tazza di buccia di psillio in polvere

- 2 cucchiaino lievito in polvere

- 1 cucchiaino sale marino

- 2 cucchiaino aceto di sidro

- 10 oz acqua bollente

- 3 albumi

Passi:

1. Riscaldare il forno a 175°C.

2. Mescolare tutti gli ingredienti secchi: farina di mandorle + buccia di psillio in polvere + lievito+ sale marino.

3. Fai bollire l'acqua.

4. Aggiungere agli ingredienti secchi: acqua+ aceto + albumi e frusta. L'impasto dovrebbe essere morbido.

   5. Forma 10 panini hot dog.

   6. Mettili sulla teglia coperta con la carta da burro.

   7. Cuocere per 45 minuti.

   8. Crea il ripieno che ti piace e divertiti.

Muffin di un minuto

Tempo di cottura: 1

min Resa: 1 tazza

ingredienti:

- 2 cucchiai di farina di semi di lino

- 2 cucchiai di farina di mandorle

- 1/2 cucchiaino lievito in polvere

- sale

- 1 uovo

- 1 cucchiaino olio

Fattinutrizionali:

Calorie per tazza: 377

carboidrati 6.3g,

Grassi 15g, Proteine: 8.9g.

Passi:

1. Mescolare gli ingredienti secchi: farina di semi di lino + farina di mandorle + lievito in polvere + sale.

2. Aggiungere lì un uovo + olio. Mescolare bene.

3. Microonde per 1 min. Oppure cuocere a 175 C per 15 minuti.

4. godere

. Nota:

☐ Il rapporto è metà lino e metà farina di mandorle. Al posto del lino è possibile utilizzare farina di mandorle 100% o farina di semi di lino 100% o farina di cocco 100%

68

. Muffin al panino alla cannella con semi di lino keto

Tempo di cottura: 15

min Resa: 12 muffin .

Fatti nutrizionali:

Calorie per muffin: 209

carboidrati 7.1g,

Grassi 16.8g,

Proteine: 5.8g.

Ingredienti:

- 2 tazze di semi di lino

- Stevia da 25 gocce

- 1 cucchiaio di lievito in polvere

- 2 cucchiai di cannella, macinati

- 1/2 cucchiaio di sale

- 5 uova

- 1/2 tazza acqua, temperatura ambiente

- 8 cucchiai di olio di cocco, fuso

- 2 cucchiaino estratto di vaniglia

Passi:

1. Riscaldare il forno a 170 C.

2. Mescolare gli ingredienti secchi: farina di semi di lino + dolcificante + lievito in polvere + cannella + sale.

3. Mettere insieme: uova+ acqua + olio + estratto di vaniglia. Blend per 30 secondi. La miscela dovrebbe essere schiumosa.

4. Aggiungere la miscela secca al schiumoso e mescolare bene.

5. Nel frattempo preparate le vostre tazze di silicone, ungerle.

6. Metti l'impasto nelle tazze. Circa 4 cucchiai per tazza.

7. Cuocere per 15 minuti.

Muffin al formaggio

Tempo di cottura: 25

min Resa: 8 muffin .

Fatti nutrizionali:

Calorie per muffin: 122

carboidrati 1,9g,

Grassi 9.1g,

Proteine: 9.7 g.

ingredienti:

- 4 oz farina di mandorle

- 1/2 cucchiaino bicarbonato di sodio

- 1/2 cucchiaino sale marino

- 1/2 cucchiaino aglio in polvere

- 1/4 cucchiaino cayenne

- 3 uova

- Formaggio cheddar da 6 once, triturato

- Parmigiano grattugiato da 1,5 oz

Passi:

1. Riscaldare il forno a 160 C.

   2. Sbattere insieme: uova+sale+aglio in polvere+cayenne.

   3. Aggiungi lì: farina di mandorle + bicarbonato di sodio + formaggi. Mescolare bene. L'impasto dovrebbe essere morbido.

   4. Preparare le tazze di silicone, ungerle. Oppure usa i cartoli di carta.

   5. Mettere l'impasto in ogni tazza circa 4 cucchiai per tazza.

   6. Cuocere per 25 minuti.

   7. Raffreddare prima di servire.

Muffin alla fragola cheto

Tempo di cottura: 20

min Resa: 12 muffin

Fatti nutrizionali:

Calorie: 87

Carboidrati

4.3g, Grassi

7g, Proteine:

2.4g.

ingredienti:

- Farina di mandorle da 10,5 once
- 2 cucchiaino lievito in polvere
- 1/4 cucchiaino sale
- 1 cucchiaino cannella
- 8 cucchiai di dolcificante
- 5 cucchiai di burro, fuso
- 3 uova
- 1 cucchiaino estratto di vaniglia
- 6 cucchiai di panna pesante
- 2/3 tazza fragole fresche

Passi:

1. Riscaldare il forno a 175 C.

2. Batti insieme: burro fuso + dolcificante.

3. Aggiungi lì: uova + vaniglia + crema. Continuare a battere fino a quando l'impasto è schiumoso.

4. Mescolare un dolcificante con le fragole e mettere da parte.

5. Setacciare insieme: farina di mandorle + lievito +sale + cannella.

6. Aggiungere gli ingredienti secchi al burro e alle uova. Mescolare bene.

7. Mescolare in fragole.

8. Mettere l'impasto nelle tazze da forno, unto.

9. Cuocere per 20 minuti.

Pane nuvoloso

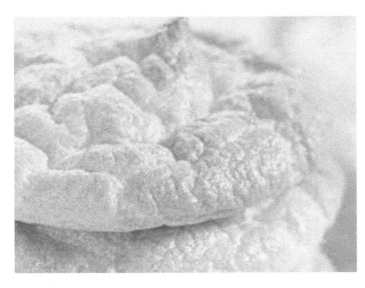

Tempo di cottura: 30

min Resa: 8 nuvole

Fatti nutrizionali:

Calorie per nube: 37

carboidrati 0,3g,

Grassi 3g,

Proteine: 2.4g.

ingredienti:

- 1/4 cucchiaino panna di tartaro

- 3 uova

- 3 cucchiai di crema di formaggio

Passi:

1. Riscaldare il forno a 170 C.

2. Preparare la teglia.

3. Separare gli albumi dai tuorli e battere con la crema tartara per 2-3 minuti usando un miscelatore a mano fino a picchi rigidi.

4. Mescolare i tuorli e la crema di formaggio separatamente.

5. Combina i bianchi con i tuorli dolcemente.

6. Formare 8 tumuli e posizionare l'impasto sulla teglia, unto.

7. Cuocere per 30 minuti.

Pane nuvola piccante

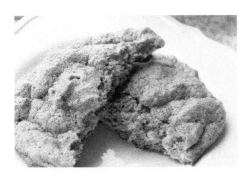

Tempo di cottura: 25-30

min Resa: 6 nuvole

Nutrizionali:

Calorie per panino: 52carboidrati

2,8 g, grassi 3,4 g, proteine:

3,1 g.

ingredienti:

- 3 uova

- 4 cucchiai di xilitolo

- 2 cucchiai di crema di formaggio

- 2 cucchiaino cannella, macinato

- 1/2 cucchiaino lievito in polvere

- vaniglia a piacere

Passi:

1. Riscaldare il forno a 175 C.

2. Preparare la teglia.

3. Separare gli albumi dai tuorli e sbattere con lievito in polvere per 2-3 minuti utilizzando un miscelatore a mano fino a picchi rigidi.

4. Mescolare tuorli +crema di formaggio +vaniglia+xilitolo+cannella.

5. Combina i bianchi con i tuorli dolcemente.

6. Formare 6 tumuli e posizionare l'impasto sulla teglia, unto. Rendili piatti.

7. Cuocere per 30 minuti fino a quando non sono dorati.

Pane nuvola di avocado

Tempo di cottura: 30

ingredienti:

min Resa: 6 nuvole

- 1/4 cucchiaino panna di tartaro

Fatti nutrizionali:

- 4 uova

Calorie per nube: 76 carboidrati

- 1/2 avocado, purè

1,8 g, grassi 6,2 g,   proteine: 4g.

- Sale a piacere

- Condimento per la parte superiore

Passi:

1. Riscaldare il forno a 170 C.

2. Preparare la teglia.

3. Separare gli albumi dai tuorli e battere con la crema tartara per 2-3 minuti usando un miscelatore a mano fino a picchi rigidi.

4. Unire tuorli e avocado, mescolare bene

5. Aggiungere i bianchi ai tuorli dolcemente.

6. Formare 6 tumuli e posizionare l'impasto sulla teglia, unto. Rendili piatti.

7. Cospargerli di condimento.

8. Cuocere per 30 minuti fino a quando non sono dorati.

Keto Cheeseburger Muffin

Tempo di cottura: 23 min Resa: 9 muffin .

Fatti nutrizionali:

Calorie per muffin: 96

carboidrati 3.7g,

Grassi 7g,

Proteine: 3.9g.

ingredienti:

- 8 cucchiai di farina di mandorle

- 8 cucchiai di farina di semi di lino

- 1 cucchiaino lievito in polvere

- 1/2 cucchiaino

- 1/4 cucchiaino pepe

- 2 uova

- 4 cucchiai di panna acida

Ripieno hamburger:

- 1 libbre di carne macinata

- 2 cucchiai di pasta di pomodoro

- Sale, pepe, cipolla in polvere, aglio in polvere a piacere

Condimenti:

- 1,5 oz formaggio cheddar

- 1 sottaceto, affettato

- Ketchup da 2 cucchiai

- 2 cucchiai di senape

Passi:

2. Riscaldare il forno a 175 C.

3. Unire insieme: manzo macinato+condimento+sale+pepe. Avannotti

4. Mescolare gli ingredienti secchi: farina di mandorle+farina di semi di lino+lievito+sale+pepe.

5. Metti lì:panna acida + uova

6. Mettere l'impasto nelle tazze di silicone da forno, unto. Lascia un po' di spazio in alto.

7. Mettere il manzo macinato sulla parte superiore dell'impasto.

8. Cuocere per 20 minuti.

9. Togliere dal forno e posizionare il formaggio sul manzo macinato. Cuocere per altri 3 minuti.

10. Metti il condimento e divertiti.

Lightning Source UK Ltd.
Milton Keynes UK
UKHW051858240621
386092UK00005B/482